PRÉCIS

DES PROPRIÉTÉS

DES EAUX THERMALES D'AX,

DÉPARTEMENT DE L'ARIÉGE.

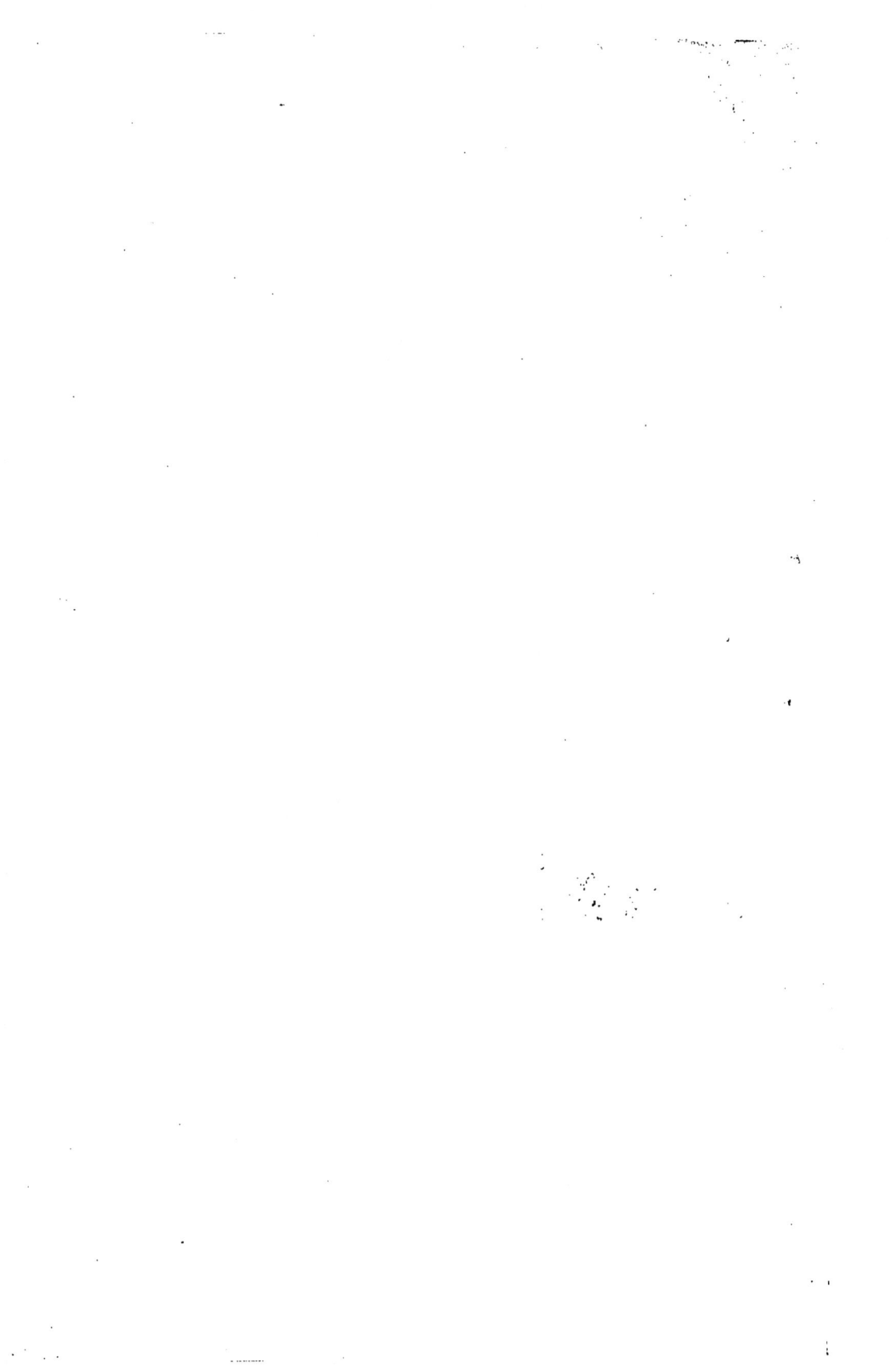

PRÉCIS

DES PROPRIÉTÉS

PHYSIQUES, CHIMIQUES ET MÉDICALES

DES

EAUX THERMALES D'AX

(ARIÈGE);

PAR

G.-G. LAFONT-GOUZI,

PROFESSEUR A L'ÉCOLE DE MÉDECINE DE TOULOUSE, ANCIEN MÉDECIN
DES ARMÉES, MÉDECIN DU COLLÉGE ROYAL DE TOULOUSE, CORRES-
PONDANT DE L'ACADÉMIE ROYALE DE MÉDECINE DE PARIS, DE
L'ACADÉMIE DES SCIENCES DE DIJON, DE MARSEILLE, DE TURIN,
DE PADOUE, DE LA SOCIÉTÉ MÉDICALE D'ÉMULATION DE PARIS;
MEMBRE TITULAIRE DE LA SOCIÉTÉ DE MÉDECINE DE TOULOUSE,
ASSOCIÉ DE CELLES DE MONTPELLIER, DE BRUXELLES, DE PARME, DE
BORDEAUX, DE MARSEILLE, DE BESANÇON, DE LA NOUVELLE-ORLÉANS.

« Je ne crois pas qu'il existe dans le
» royaume une eau minérale plus sul-
» fureuse que celle d'Ax. Il y a un
» avantage inappréciable dans la réu-
» nion de ses sources ; c'est que la na-
» ture en a nuancé la vertu en distri-
» buant inégalement le souffre dans
» ces différentes sources. On peut en
» assortir naturellement la force aux
» besoins des divers malades..... Ce
» sont des eaux très-pures, impré-
» gnées à diverses doses des principes
» et des gaz sulfureux».

(CHAPTAL.)

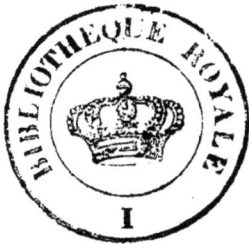

TOULOUSE,

IMPRIMERIE D'AUGUSTIN MANAVIT,

RUE SAINT-ROME, 30.

1840.

PRÉCIS

DES

PROPRIÉTÉS PHYSIQUES CHIMIQUES ET MÉDICALES

DES EAUX THERMALES D'AX.

TOPOGRAPHIE D'AX.

Le nom d'Ax, abréviation du mot *aquas*, annonce le motif de la fondation de cette petite ville, et les titres qui la recommandent à la confiance des médecins.

Elle est bâtie sur le roc d'où jaillissent ses nombreuses sources thermales; circonstance remarquable qui, chez les Grecs, lui aurait valu le nom de ἱερα (*Sacra*), et de Ἡρακλείδης (*Herculea*). C'est, en effet, la ville thermale par excellence.

Elevée de plus 700 mètres au-dessus de la mer, chef-lieu de canton, et peuplée de 2000 habitans, elle est très-agréablement située à l'extrémité méridionale du vallon de l'Ariége; là finit la belle route qui vient de Toulouse. Au-delà, on ne trouve que des sentiers pour aller, à pied ou à cheval, à Mérens, à Puycerda, et dans l'Andorre, petite république de pâtres, fondée par Charlemagne.

Ax est assis entre deux chaînes de montagnes granitiques, entremêlées de schistes micacés, alumineux et parfois calcaires, qui dominent la ville, et la défendent contre les vents d'est et d'ouest. Le massif granitique qui se voit à Foix et à Tarascon, se retrouve vers Ussat, les Cabanes et Ax, où cette roche parvient du côté de l'axe pyrénéen, qui en est, sans doute, l'origine ou l'appui.

Ces chaînes de montagnes, ayant leur direction générale du nord au midi, amortissent les vents d'est et d'ouest : ce sont des remparts infranchissables. Le vent impétueux du sud pénètre parfois dans les gorges des Pyrénées. Au reste, la plupart des vents sont réduits à pénétrer par le vallon étroit de l'Ariége, qui les rafraîchit, et voilà pourquoi ils semblent presque toujours venir du nord. Le nord-ouest (*circius* des Gaulois), vif, impétueux et froid dans le Bordelais et les plaines de Toulouse, est gêné, affaibli par les détours des montagnes, quand il parvient à Ax. Cette ville, bâtie de pierre et sur le roc, est à l'extrémité du département de l'Ariége, formé de l'ancien comté de Foix. Faute d'enfant mâle, la souveraineté passa dans la maison d'Albret et d'Henri IV, petit-fils d'une princesse de Foix.

Plusieurs petites rivières, dont la réunion forme l'Ariége, divisent et entourent la ville. Leurs eaux, claires, fraîches, excellentes, coulent rapidement dans des lits très-inclinés et partout hérissés de blocs de pierre énormes, qui se touchent, font obstacle à l'écoulement des eaux. Celles-ci luttent sans cesse, et forment à chaque pas de nouveaux courans ou des cascades bruyantes et écumeuses. Le cours si pittoresque de ces branches de l'Ariége offre partout l'aspect le plus animé, en présence des montagnes qui resserrent le vallon dans un espace étroit.

Modeste en ses prétentions, Ax ne dit pas qu'Annibal, Marius ou César, ont élevé ses murailles, visité ses sources ; elle ne parle pas de Charlemagne, qui triompha dans le voisinage Elle n'a besoin ni de la fable, ni de l'histoire, pour trouver sa généalogie et attirer les malades : cette ville a des titres plus solides et certains, ce sont quarante-sept sources thermales

la plupart sulfureuses, dont l'usage constaté remonte au treizième siècle. L'hôpital, fondé en
1 260, en faveur des lépreux, par Roger-Bernard,
comte de Foix, est bâti sur les plus anciennes
sources connues.

Le vallon de l'Ariége est partout fécond et
couvert de prairies, de céréales, d'arbres de la
plus belle végétation ; mais les deux chaînes de
montagnes qui le forment, autrefois couvertes
de forêts et de pâturages, sont aujourd'hui nues,
pelées, et parfois d'un aspect sauvage. On y
voit çà et là de petits champs, des touffes
d'arbustes et d'arbres qui vivent à la faveur des
accidens des rochers.

De Toulouse au sommet des Pyrénées, le sol
s'élève d'abord insensiblement jusqu'à Pamiers ;
en avançant vers Foix et Tarascon, la montée
est généralement sensible et coupée de côtes,
bien que la route, qui suit constamment l'A-
riége, soit toujours unie, belle et parfaitement
entretenue. De Tarascon à Ax, où le vallon de
l'Ariége se termine, cette belle route monte
plus rapidement en côtoyant l'Ariége, toujours
escortée, dans ses milles détours, par les deux
chaînes de montagnes qui ne la quittent jamais.
Des diligences bien servies font, en douze heures
et à bas prix, le trajet de Toulouse à Ax.

De Tarascon à Ax , cette route a coûté à
l'homme des peines infinies, des travaux incal-
culables. Il est impossible de refuser son admi-
ration à une entreprise comparable à celles dont
les princes de Savoie et Napoléon ont enrichi
les Alpes. A chaque pas il a fallu attaquer le
roc, couper la montagne dans le vif, pour se
frayer un passage, surmonter, enfin, par des
ponts solides les difficultés pressantes de l'Ariége.
La mine et la sape ont ouvert un chemin partout soutenu ou garanti par des murailles de
roc, qui, au-dessus et au-dessous, empêchent
les éboulemens ; et ces travaux gigantesques, il
faut le dire, ont été conçus, exécutés, payés par
les États de Foix , pays dénué de ressources, et
que le soleil de la cour ne réchauffe jamais ! Je
dois dire que l'art n'a point formé d'embellisse-
mens ; mais les personnes accoutumées aux spectacles compassés des grandes villes, parcourent
avec le plus vif intérêt les forges du Castelet et
d'Orgeix, et les sites si variés et si pittoresques que
la nature étale partout.

Pour apprécier les conditions sanitaires d'Ax,
il faut rappeler que l'axe et les fondemens des
Pyrénées sont granitiques. Cette roche primi-
tive constitue plus des trois quarts de la chaîne
qui s'étend de Bayonne au-delà de Perpignan ,

et sert de support, soit aux roches secondaires, soit aux montagnes sorties de ses flancs. Ces dernières forment des chaînes qui se dirigent, les unes au nord, vers la France, et les autres au sud, pour entrer en Espagne. Ce sont d'énormes branches analogues au tronc qui les fournit. Elles s'abaissent de plus en plus en avançant vers Saverdun et Toulouse.

Il est digne d'observation que nos départemens pyrénéens, à l'exception du Roussillon, sont souvent pluvieux depuis le mois de Novembre jusqu'à celui de Juin. Le climat, en-decà des Pyrénées, diffère peu de celui des provinces Basques et des Asturies, placées entre l'Océan et une chaîne de montagnes, liées avec les Pyrénées dont elles sont, je présume, une continuation : eh bien! les peuples qui habitent cette contrée sont généralement robustes, bien faits, actifs, courageux.

Ax est donc situé très-avant dans les Pyrénées, au milieu des montagnes, et sur un sol formé de roches primitives, mêlées de quelques ramifications secondaires. Ici, la nature végétale et animale n'a pu altérer l'influence que l'homme reçoit de la terre qui le nourrit et de l'atmosphère qu'il respire. Les émanations impures des villes et des plaines, les effluves putrides d'un sol fangeux, pétri de matières décomposées, n'y sont pas connues.

Le climat est d'ailleurs doux et agréable en été et en automne. En Juillet, Août et Septembre, les malades y affluent de toutes parts; on en compte annuellement de seize à dix-huit cents.

La topographie locale contribue, sans doute, aux bienfaits sanitaires que les étrangers retirent de leur séjour dans un pays pourvu d'eau et de comestibles excellens, et presque toujours à l'abri des fortes chaleurs. Les vents accablans du sud, du sud-est et du sud-ouest s'y font peu sentir, amortis qu'ils sont par les montagnes. On y est presque à l'abri de l'irruption alternative et périlleuse des vents froids et des vents chauds de la Provence, du Languedoc et du Bordelais. Les vents septentrionaux même, qui semblent favorisés par la direction du vallon de l'Ariége, ont néanmoins leur course ralentie par les détours sinueux de cette rivière.

Ainsi, quoique l'été soit chaud là comme ailleurs, la température caniculaire est adoucie par le voisinage des montagnes et par les branches de l'Ariége. Les matinées et les soirées y sont fraîches, et même à toute heure du jour la promenade ombragée du *Couloubret*, ouverte aux zéphirs, est aussi agréable que perfide ; et voilà pourquoi les baigneurs débiles portés à suer ou à tousser ne doivent s'y promener qu'avec précaution.

Les étrangers peuvent, à leur gré, s'établir chez les particuliers ou dans les hôtelleries, construites et meublées dans le goût moderne. Le plus grand nombre reçoit la nourriture des restaurateurs ; les autres font préparer leur cuisine. Les vivres y sont à bas prix. Il faut dire que les personnes délicates y trouvent du veau et du mouton exquis, du lait excellent, les meilleures truites communes et saumonées ; enfin, des fraises, des framboises, des raisins et des figues dans les mois d'Août et de Septembre. Les figues de Quillan et les raisins de Perpignan, la bonne pâtisserie, les vins du Roussillon, la blanquette létifiante et diurétique de Limoux, préférable au Champagne, le jardinage de Pamiers ; en un mot, les productions estimées du pays et du voisinage y sont rassemblées. L'isard y est commun, et les perdrix grises des Pyrénées sont supérieures aux perdrix de la plaine.

Les habitans sont religieux, doux et empressés à l'égard des étrangers ; à leur langage, leur accent et leurs mœurs, on se croirait dans un faubourg de Toulouse, à cela près que les vices et la licence des grandes villes n'y sont pas connus. On y voit quelques mendians, vieillards, infirmes, orphelins, que la saison des eaux fait descendre des montagnes; mais on ne voit point de voleurs! J'ai été surpris et touché de la sécurité parfaite dont on jouit dans une contrée ingrate, si peu susceptible de surveillance et de répression, dont Paris surabonde, sans jamais se garantir! Ce peuple des montagnes, accoutumé à des travaux, à des fatigues et des privations incroyables, sait seulement le nom du maire et du curé, et les préceptes du Décalogue! Les grands événemens de nos jours, qui changent si peu ses destins, ne lui sont guère mieux connus que l'expédition des Argonautes!

La pomme de terre, le blé sarrasin, le seigle, et le fourrage pour le bétail, fournissent au peuple une nourriture incertaine, faute de chaleurs ou de pluies régulières.

PROPRIÉTÉS PHYSIQUES ET CHIMIQUES

SOURCES THERMALES D'AX.

Tableau des pesanteurs spécifiques des eaux des sources ci-après , prises sur les lieux , le 4 Septembre 1816, par M. Dispan , professeur de chimie à la Faculté des Sciences de Toulouse , le thermomètre de Réaumur, gradué au mercure , marquant à l'ombre 14°, l'eau distillée étant , à l'aréomètre de Fareinheit , à. 1153

Eau de la *Piscine.* 1150
Eau de l'Ariége , prise à Ax. 1152
Eau des bains du *Teich,* n.° 4. . . . 1153
Eau des bains *id.,* dite *bleue.* 1153
Eau des bains *id.,* n.° 5. 1450
Eau des bains *id.,* dite de *Saint-Roch.* 1153
Eau des bains du *Couloubret,* dite de
   La Gourguette. 1150
Eau des bains du *Couloubret ,* dite
   Bain-Fort. 1152
Eau de *Saint-Roch,* ou *Merveilleuse.* 1149 1/2

Toutes les eaux des bains ont été refroidies à la température de l'atmosphère, avant d'être mises en expérience.

Bains du Teich, par M. DISPAN.

	EAU BLEUE.	SOURCE N.º 4.	PETIT ROBINET.	GRANDE PYRAMIDE.
TEMPÉRATURE,...	42º,5	43º,75	51º,25	De 66º,87 à 69º,74
Muriate de soude.....	0,163	//	0,044	//
Muriate de soude et matière végéto-animale, avec trace de soude..	//	0,775	//	1,292
Matière végéto-animale.	0,052	//	0,142	//
Carbonate de soude....	1,090	//	0,885	Trace.
Carbonate de chaux....	0,066	Trace.	//	0,083
Carbonate de fer......	//	Trace.	//	//
Silice indissoluble.....	0,509	0,667	0,531	0,792
Silice dissoluble.......	0,066	//	//	//
Silice en gelée........	//	0,167	//	//
Soude cilicée.........	//	0,292	0,127	0,175
Fer et alumine.......	0,044	//	//	//
Magnésie...........	Trace.	//	//	//
Perte..............	0,510	0,183	0,352	0,075
TOTAUX,......	2,500	2,084	2,081	2,417

Bains du Couloubret, par M. DISPAN.

	EAU DU BAIN-FORT.	SOURCE N.º 4.
Muriate de soude.............	0,221	0,177
Matière végéto-animale........	0,221	0,221
Carbonate de soude desséché.....	0,708	0,619
Oxide de fer au maximum......	//	0,089
Oxide de manganèse..........	0,022	//
Oxide de manganèse et magnésie.	//	0,044
Alumine..................	0,044	//
Silice....................	0,354	0,354
Perte....................	0,288	0,266
TOTAUX,....	1,858	1,770

Bains du Breilh , *par M.* MAGNES.

	SOURCE N.º 1.	SOURCE N.º 5, servant aux douches.
TEMPÉRATURE	39º,37	66º,87
PESANTEUR SPÉCIFIQUE	1,0045	1,0044
Muriate de soude.	0,354	0,532
Matière végéto-animale	0,390	0,426
Carbonate de soude desséché.	0,815	0,690
Silice.	0,390	0,442
Oxide de manganèse	0,036	0,036
Alumine.	0,018	0,036
Perte	0,372	0,283
TOTAUX.	2,375	2,445

» Toutes ces eaux contiennent, de plus, du gaz hydrogène sulfuré, dont on n'a pu apprécier la quantité ».

L'atmosphère d'Ax annonce la ville thermale. Sur la place du *Breilh* on voit sortir de terre plusieurs sources abondantes, très-chaudes et sulfureuses. Partout on respire l'hydrogène sulfuré, qui s'exhale même du sein des petites rivières; car des sources brûlantes se font jour dans leur lit.

Les habitans ont le droit de prendre dans les fontaines de la place du *Breilh* l'eau nécessaire

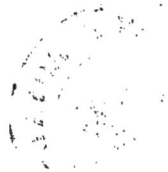

aux usages domestiques et industriels; on s'en sert pour faire le pain et la soupe, pour blanchir le linge, pour dégraisser les laines estimées du pays, pour préparer la nourriture des animaux domestiques...... Mon barbier n'employait pas d'autre eau, qui laisse la peau douce, onctueuse et momentanément parfumée au soufre. J'observerai que le pain est exquis, et que, ni le pain, ni les mets préparés avec l'eau des *Canons*, ne conserve de l'odeur : nulle part je n'ai mangé de pain qui trempe si vite.

La fontaine appelée les *Canons*, et sa voisine, qui porte le nom de *Rossignol*, sur la place du *Breilh* et devant l'hôpital, sont à l'usage du public. Leur eau est brûlante et très-sulfureuse; la dernière étale aux regards une nappe d'eau qui bouillonne et fume; elle exhale beaucoup d'azote et d'hydrogène sulfuré. Le premier de ces gaz s'échappe tumultueusement, imitant ainsi le bouillonnement des cuves en fermentation.

Dans les murs mêmes de l'hôpital, propre, aéré et bien tenu, dirigé avec distinction par M. le docteur Astrié, maire, et inspecteur des eaux, on trouve la source appellée *l'Étuve*, parce qu'elle sert à cet usage. Elle est très-chaude et sulfureuse; à peine y est-on entré que la peau se

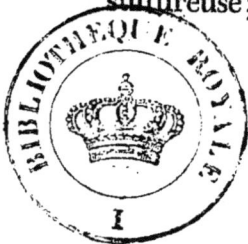

couvre de gouttelettes. Le corps est saisi par les vapeurs chaudes, humides et sulfureuses : impossible d'y passer dix minutes sans ruisseler. Mais quelles précautions quand on sort de là?

Les bains d'étuve sont résolutifs, sudorifiques, très-propres à amollir, assouplir la peau, attirer les humeurs de ce côté, rompre les fluxions internes qui entretiennent plusieurs maladies chroniques, diriger du centre vers la circonférence les mouvemens morbides précités; enfin, ils conviennent pour rappeler à la surface les humeurs supprimées. Mais ce remède puissant et trop négligé exige une grande prudence chez nos malades : ils ne sont pas faits aux coutumes moscovites.

Sur la même place, et devant l'hôpital, est un grand bassin toujours rempli d'eau thermale de 29 à 30°.

Il est alimenté par les sources sur lesquelles il est formé. On y lave le linge, et les pauvres y baignent leurs extrémités inférieures. Ce bassin, dans lequel un grand nombre de personnes pourraient se baigner, portait autrefois le nom de *Bain des Ladres* ou *Lépreux*. On sait que les Croisades infectèrent l'Europe de cette horrible épidémie, qui, dans le treizième siècle, était très-répandue en France.

Pour donner une juste idée des richesses
thermales d'Ax, il suffira de dire qu'indépendamment des sources précitées, on en voit dans
les rues, les jardins et sur les promenades, et
qu'enfin il existe trois établissemens destinés
aux malades étrangers. Barèges et Luchon n'ont
rien de comparable; aussi M. l'inspecteur-gé-
néral Boin a-t-il reconnu qu'on pourrait utiliser
ces sources dans un hôpital militaire, non moins
digne d'intérêt que celui dont le gouvernement
a doté Barèges. Les militaires y seraient beaucoup mieux et plus agréablement; tout y serait
approprié. Les points de vue sont magnifiques,
tandis qu'à Barèges les localités sont insuffi-
santes, étroites et tristes [1].

Les sources thermales d'Ax donnent une eau
claire que les orages et les pluies ne troublent
jamais, et qui sont inaccessibles à la gelée. La
chaleur de celles qui marquent 35° Réaumur,

---

[1] Le conseil-général du département de l'Ariége, dans
sa session de 1838, faisant droit à un mémoire du docteur Astrié, médecin-inspecteur des eaux d'Ax, dans
lequel il fait valoir tout le mérite de ces eaux, « a émis le
» vœu que le Ministre de la guerre veuille faire analyser
» les sources thermales par un homme impartial; et si
» son rapport présente les résultats qu'on a droit d'en at-
» tendre, il veuille ordonner l'établissement d'un hôpital

est invariable dans toutes les saisons. Pendant l'hiver, la chaleur des autres baisse de quelques degrés, et leur quantité est augmentée par les pluies et les neiges. Cette différence s'observe surtout parmi celles qui sont conduites dans des tuyaux un peu au-dessous du sol; mais en Juin elles reprennent leur nature et leurs avantages.

Leur pureté, reconnue par Chaptal, doit les faire distinguer de tant d'autres eaux thermales que l'argile, la sélénite et d'autres sels, rendent pesantes, indigestes; leur saveur et leur odeur sont celles des œufs couvis. Au reste, il n'est pas nécessaire d'analyses chimiques pour reconnaître leur puissant minéralisateur, le soufre,

» militaire à Ax, où l'on trouvera des ressources qui ne » se rencontrent pas ailleurs ».

Dans la session de 1839, le conseil-général a renouvelé avec instance le même vœu. On sent facilement que la réunion, dans un même lieu, de tant de sources médicinales et la grande variété du minéralisateur et de température dont elles sont douées, est, pour l'art de guérir, inappréciable.

Nul doute donc que la ville d'Ax ne soit appelée à devenir un jour, comme Barèges, célèbre dans les annales de la médecine militaire. L'identité des principes dans les eaux garantit l'identité des résultats; et l'expérience l'a depuis long-temps démontré.

qui contribue tant à leurs vertus. Dans les bassins et les tuyaux il se voit en nature et parfois en massif assez considérable. L'odeur spécifique de l'atmosphère locale suffirait pour le constater, et d'ailleurs l'acétate de plomb le décèle à l'instant dans les divers bassins où l'eau thermale s'écoule et s'accumule. Dans tous les temps, et sans doute aussi dans le treizième siècle, l'œil, l'odorat et le goût furent les premiers juges, et je puis ajouter que la décision de ces experts naturels est peut-être plus sûre et moins fautive que le rapport de beaucoup de chimistes. En effet, l'analyse des eaux d'Ax, d'Ussat et de tant d'autres sources a donné des résultats variables et différens.

J'observerai que les sources les plus chaudes et les plus sulfureuses ont constamment attiré l'attention de la chimie ancienne et moderne: Vénel, Bayen, Sicre, Pilhes, Chaptal, MM. Magnes et Fontan, Dispan, professeur de chimie à Toulouse, se sont adressés à ces dernières, qui étaient déjà connues dans les siècles d'ignorance, parce qu'elles étaient naturellement, et au grand jour, leurs qualités. Il me semble que ces travaux chimiques n'ont pas entièrement mis la médecine à même de raisonner et de conclure : il me semble que, pour apprécier l'action et l'utilité des différentes sources d'Ax, il faut encore suivre l'empirisme raisonné, à qui nous devons les lumières acquises.

Les médecins, séduits par l'action évidente des sources fortes, ont trop peu étudié la puissance légèrement tonique, résolutive, restauratrice des sources moins chaudes et peu ou point sulfureuses. Chacune de ces classes thermales a son mérite propre.

La première, plus anciennement connue, excite, stimule l'organisme; elle ranime la sensibilité, vivifie, exalte les propriétés, provoque le jeu des fonctions; elle convient lorsque l'action organique est faible, languissante, ralentie ou irrégulièrement exercée. Ces sources sont turbulentes pour les sujets sanguins, irritables ou pris d'irritations internes.

La seconde classe thermale, peu ou point sulfureuse, a d'autres principes, ou les possède à des degrés différens : administrée à basse température, elle calme, assouplit, relâche quand l'organisme, en général, et certains organes, en particulier, pèchent par sensibilité irrégulière, anormale, facilement exaltable. Ces cas sont répandus dans les grandes villes par le genre de vie sensuel, l'air tiède et l'inaction des bureaux, la multiplicité des émotions, etc. Beaucoup de

musiciens ont le genre nerveux, impressionnable, et disposé au trouble, malgré les belles ap-
parences de leur organisation ou de leur santé.
Ici, les bains sulfureux ou trop chauds sont
nuisibles, contre-indiqués.

Souvent même, les dartres et autres affections cutanées de ce genre cèdent, de préfé-
rence et avec moins d'inconvénient, aux bains
légèrement sulfureux ou dépourvus de soufre,
qui forment la seconde classe d'eaux thermales.

Des médecins et des chimistes justement
considérés expliquent l'inégalité de la chaleur
et de la sulfuréité des eaux thermales par la
dégénération des sources qui s'altèrent en s'éloi-
gnant de leur origine. La diversité des terrains
parcourus et la rencontre de l'eau froide opèrent, disent-ils, cette dégénération.

Pour moi, je doute que cette explication
accréditée convienne parfaitement à Ax. Le la-
boratoire de la nature est plein de ressources
inconnues! Donnons en exemple l'ancien puits
du *Teich.*

Dans plusieurs établissemens thermaux des
Pyrénées le dégagement du gaz azote, mêlé avec
les eaux sulfureuses, a été constaté; mais nulle
part il n'est aussi abondant qu'à Ax. L'hydrogène sulfuré ne l'est sûrement pas davantage.

Le gaz azote s'échappe tumultueusement même de certaines sources brûlantes qui sont dépourvues de soufre; preuve de fabrications indépendantes, quoique établies dans le même lieu.

Le puits du *Teich* était situé sur le bord de la rivière, auprès des murs de l'établissement de ce nom ; il avait environ 3 mètres de profondeur. L'eau était au niveau du sol et le fond un peu au-dessous de la hauteur moyenne de l'Ariége.

M. Dispan, professeur de chimie à Toulouse, fut frappé du phénomène extraordinaire que présentait ce puits, rempli d'eau claire et brûlante; « il est dû, dit ce profond chimiste, au dégagement continuel et très-abondant de bulles, dont les plus petites étaient comme des noisettes et les grosses comme des œufs de poule. Ces bulles partaient de toute la surface , et je recueillis le gaz, qui n'avait rien de l'hydrogène sulfuré. Ce gaz, très-chaud au sortir de l'eau, était de l'azote pur ou presque pur. Ce dégagement équivaut à un courant continuel de 5 centimètres quarrés (un peu moins d'un pouce), qui aurait une vitesse d'un demi-mètre par seconde; ainsi, il se produit par heure environ un mètre cube de ce gaz. » Ce puits remarquable, qui existait de temps immémorial avec les phénomènes précités, a été détruit il y a près de vingt ans.

On voit comment les eaux d'Ax, animalisées par l'azote, engendrent et charient les rudimens d'organisation, les glaires, les réseaux, les filamens, etc., qu'elles contiennent abondamment.

Ici je me demande si la chaleur, le soufre et plusieurs sels suffisent pour expliquer les influences thermales? l'azote qui animalise et vivifie les eaux d'Ax, et ses combinaisons avec les autres principes excitateurs, n'offrent-ils pas des points de vue aussi intéressans?

Laissons aux naturalistes armés du microscope la description des produits organisés dont les eaux sont enrichies; mais arrêtons-nous encore à la prodigieuse quantité d'azote qui les rend si remarquables. Ce gaz, si bien appelé nitrogène par Chaptal, et qui forme le caractère distinctif de l'animalité, joue sûrement des rôles inconnus à la chimie comme à la physiologie et à la thérapeutique thermale.

Rappelons qu'autrefois les graveleux allaient fructueusement à Ax, et qu'aujourd'hui la cause originaire des concrétions urinaires est encore ignorée. Le beau travail de M. Civiale apprend combien peu il faut compter sur le régime, la

nourriture, la boisson et les remèdes. Les eaux
minérales m'inspireraient de la confiance, quand
il faut redresser les déviations vitales, corriger
les propriétés morbides, les dispositions ou ten-
dances anormales de l'organisme, et chasser les
matériaux onéreux. Le fer, les antimoniaux, le
mercure, les frictions avec l'huile ou le lard,
les ventouses, l'application momentanée des
feuilles de rhus-radicans, etc., etc., pourraient
être avantageusement associés aux influences
thermales pour enrayer, neutraliser, modifier
certaines constitutions spontanément insalubres.
L'extrême division des principes minéralisateurs facilite les révolutions thérapeutiques, et
d'ailleurs la nature a peut-être ici plus de puissance, parce que rien n'altère ses ouvrages.

Disons aussi que la sulfuréité des sources
n'est pas précisément proportionnée à leur
chaleur. Les eaux qui marquent 30–35°
Réaumur, sont aussi fortement sulfureuses que
les sources à 40-45°. Leur vertu n'est donc
pas dépendante du gaz hydrogène sulfuré,
comme le croyait Chaptal. D'autres élémens
sulfureux sont combinés avec la glairine
ou barégine, et quelques principes salins et
gazeux.

Remarquons la pureté et la légèreté de ces

eaux, qualités rares parmi les eaux potables.
Le soufre y est réduit en vapeur, combiné
avec l'hydrogène, l'azote, la glairine, et quelques principes salins. Cet ensemble, animé
par la chaleur constante et variée des sources,
peut rendre un peu raison des cures nombreuses qui s'y opèrent. En général, elles
raniment, égalisent la circulation, agitent doucement, et régularisent le système nerveux,
resserrent légèrement le ventre, excitent les
forces toniques et musculaires.

Un grand avantage propre à Ax, c'est que
ces nombreuses sources étant très-inégalement
chaudes et sulfureuses, offrent un assortiment
précieux. On les associe afin qu'elles s'entr'ai-
dent ou se tempèrent. On approprie la boisson et les bains à l'état, à la susceptibilité et
au désir des malades.

Ainsi on gradue la chaleur et la sulfuréité; on passe à volonté des qualités plus
douces ou tolérables aux mélanges plus actifs.
Les personnes faibles, nerveuses, spasmodiques;
les dames attaquées de souffrances utérines,
les sujets irritables, rhumatisans, névropathi-
ques, commencent par les bains analogues à
ceux de Saint-Sauveur. Ils passent quinze ou
vingt jours après à des bains successivement
plus actifs, s'il y a lieu d'en faire usage.

Dans chaque établissement, les buvettes sont variées; les malades choisissent celle qui leur convient. Au *Teich*, par exemple, comme à la fontaine de *Saint-Roch*, qui est à vingt pas au-dessus, on trouve deux robinets l'un près de l'autre, et dont la chaleur ainsi que la sulfuréité sont très-différentes.

Les médecins et les malades peuvent à l'instant même associer les sources, affaiblir l'une par l'autre, ou les mitiger avec du lait, du sirop de gomme, etc.... On trouve donc à Ax une sorte de *gamme thermale*, expression aussi juste que spirituelle de M. le docteur Astrié. Chaque malade choisit le ton approprié à ses besoins.

Il est bon de dire qu'à l'époque de la plus grande consommation d'eau thermale, où l'on prend jusqu'à six cents bains par jour, l'eau de plusieurs robinets est moins chargée de gaz hydrogène sulfuré, le soir que le matin. Cette différence ne tient pas plus à des filtrations qu'à l'épuisement des sources; elle s'explique par le vide opéré dans les réservoirs de chaque éta-blissement. Le gaz sulfureux tend à s'échapper, à se séparer de l'eau; il reste au-dessus du li-quide, il surnage, et sort par les robinets à mesure qu'il en trouve l'occasion. Le même

phénomène a lieu à Barèges, à Luchon, etc.
Si donc on a intérêt à boire l'eau sulfurée,
il faut recourir aux robinets qui ne sont pas
exposés à faillir.

Il faut dire aussi que dans les trois établissemens, chaque malade peut voir vider,
nettoyer et remplir sa baignoire. L'eau thermale est à ce point abondante, que personne
ne songe à user des supercheries nécessaires
dans bien de thermes. Les sens et l'imagination sont donc satisfaits, avantage dont il faut
tenir compte.

Disons un mot des établissemens thermaux
d'Ax.

Le plus ancien, que l'on trouve sur la promenade, en entrant dans la ville, est le *Couloubret,* situé entre la montagne et une branche de
l'Ariége. Sa principale source, remarquable par
son abondance, sa chaleur et sa sulfuréité,
jaillit du roc à dix pas de l'établissement.
Seule ou associée à d'autres sources tempérées,
elle alimente plusieurs buvettes et baignoires.
Le bain dit *Fort,* est trop fort pour qui
que ce soit : il est indispensable de le tem-
pérer. La chaleur s'élève à 37° et demi de
Réaumur. Au moyen d'un mélange d'eau froide,
on réduit le bain à 30°.

On sait que ces bains sont appropriés aux dartres psoriques , pustuleuses , miliaires , écailleuses , humides , ulcérées; aux dartres accompagnées d'œdème, de gonflement cutané. On les emploie contre les tumeurs froides, lymphatiques , scrofuleuses , et les ulcères de ce genre. Ces bains passent pour fondans, résolutifs. On les emploie sur les sujets lymphatiques , cacochymes, et pour préparer divers malades à l'action pénétrante et vive des douches et des étuves.

Le *Couloubret* a deux douches formées par la chute naturelle de l'eau de l'*Étuve*. Entre ces douches on trouve une fontaine très-sulfureuse , et chaude à 38°. Il y a des baignoires dont trois ne reçoivent que de l'eau à 27-28° de Réaumur. On les anime, s'il est nécessaire , par une certaine quantité de la source dite *Forte*. Souvent le corps se prête à cette gradation : bien des malades, jeunes et vieux , acquièrent sensiblement des forces et de l'agilité.

Les baignoires n.os 3 et 4 sont alimentées par des eaux un peu plus chaudes et plus actives, et néanmoins convenables à la plupart des tempéramens. Elles sont légèrement sulfureuses, et contiennent beaucoup de glairine et de rudimens d'organisation.

Les autres baignoires ont une chaleur et une sulfuréité différente depuis le 28.me degré de Réaumur jusqu'au 35.me-37-39, qui est l'extrême des bains forts.

J'ai déjà observé que l'azote, les matières glaireuses, les rudimens d'organisation, flottant dans le liquide sous forme de stries, de filamens, de réseaux, et enfin divers sels, font partie des sources d'Ax, mélanges et combinaisons de la nature que la chimie fait en partie connaître.

Les sources plus actives du *Couloubret* s'emploient également à l'intérieur contre les anciens catarrhes du poumon et de la vessie, les engouemens de la gorge et de la muqueuse pulmonaire, les obstructions hépathiques, la leucorrhée.

La source de l'*Étuve* et de l'ancien *Bain-Fort* sont propres à débarrasser la gorge et les bronches des humeurs épaisses : on les oppose aux anciens écoulemens blennorrhagiques. Dans tous ces cas on les coupe avec le lait, le petit-lait, le sirop de gomme, le bouillon de veau, la décoction de lichen d'Islande. En général, on boit trop d'eau thermale; rarement il convient de dépasser deux ou trois verres.

L'établissement du *Teich-Saint-Roch*, formé le long d'une série de grottes thermales, est situé sur la rive gauche d'une autre branche de l'Ariége. Il offre des ressources variées et des points de vue ravissans. L'œil s'y promène sur les montagnes qui constituent les deux chaînes, et l'Ariége, limpide, bruyante, écumeuse, et blanchie par les obstacles et les cascades, coule sous les murs mêmes de l'établissement où sont logés les étrangers. Ils y prennent le bain sans être exposés à l'air extérieur.

Ici les sources sont nombreuses et abondantes; l'origine et le gissement de la plupart sont visibles. Les principales ont divers degrés de chaleur. Il y en a à 28° de Réaumur, à 35, à 40, à 43, à 47, à 55, toutes plus ou moins chargées de glairine, d'azote, de soufre, etc. La source de la *Pyramide* et celle qui porte mon nom doivent être remarquées à cet égard. Il faut les mitiger quand on les emploie en bain et en vapeur.

Le *Teich-Saint-Roch* a quarante baignoires, dont quinze sont alimentées par des eaux faiblement minéralisées. Elles conviennent aux personnes irritables, spasmodiques, nerveuses; aux affections chroniques de l'utérus, de la vessie, du tube intestinal. On les rend successivement plus actives, s'il est nécessaire, par leur mélange avec les sources sulfureuses.

Il y a des bains d'étuve à 55-56° de Réaumur, des douches que l'on tempère à volonté, et, enfin, plusieurs buvettes dont la vertu rappelle Cauterets et les Eaux-Bonnes. Là, comme à la fontaine de *Saint-Roch*, située à vingt pas au-dessus de l'établissement, il y a deux robinets qui se touchent, pour ainsi dire. La chaleur, la sulfuréité et les autres principes diffèrent de l'un à l'autre. La chaleur d'une source est à 44°, et l'autre marque 29°. On les mêle dans telle et telle proportion convenable, on tempère l'une par l'autre; enfin, on les adoucit par le moyen du lait de vache, du sirop de gomme, etc.

Le troisième établissement, connu sous le nom de *Breilh* et de *Sicre*, loge, nourrit et baigne les malades. Il est situé à l'entrée du chemin d'Espagne, derrière l'hôpital, et sur un sol d'où sourdent quelques sources thermales. Il a deux buvettes précieuses, analogues aux précédentes, et douze baignoires.

Il y a là aussi les deux classes distinctes de sources, savoir : les eaux où le soufre domine, et celles qui, ayant perdu ce principe fugace,

conservent les élémens salins et glaireux. C'est
peut-être la différence qui sépare la médication stimulante et diffusible, de la médication
tonique et doucement résolutive.

Avant de terminer ce chapitre, je relèverai
une erreur accréditée. Elle fait supposer que
les sources d'Ax sont plus alcalines et plus irri-
tantes que celles de Barèges, de Luchon, de
Cauterets et de Bonnes. Cependant les sels à
base de soude et de chaux sont communs à toutes, et je vais prouver, par la comparaison des
analyses chimiques, que les eaux de Barèges,
Luchon, Cauterets et Bonnes, sont plus chargées de soufre et de sulfure de sodium que
celles d'Ax.

Ax.

Breil, Fontan. Soufre, 62 ; sulfure de sodium, 152 ; température, 59.

Les Canons. Soufre, 54; sulfure de soude,
132 ; température, 75.

L'Étuve. Soufre, 46; sulfure de soude, 114,
température, 70.

Pyramide. Soufre, 46; sulfure de soude,
109 ; température, 60.

Barèges.

Grande douche. Soufre, 157; sulfure de
soude, 384; température, 44.

Bains de l'entrée. Soufre, 89; sulfure de soude, 218; température, 40.

Barèges-Polard. Soufre, 71; sulfure de soude, 173; température, 37.

LUCHON.

Soufre et sulfure de soude, deux fois plus qu'à Ax.

BONNES.

Source-Vieille. Soufre, 81; sulfure de soude, 200; température, 33.

CAUTERETS.

Les Espagnols. Soufre, 84; sulfure de soude, 205.

César. Soufre, 78; sulfure de soude, 192.

La Raillère. Soufre, 59; sulfure de soude, 144; température, 39.

Les bains de Saint-Sauveur même, qui passent pour si doux, contiennent plus de sulfure de sodium que ceux d'Ax. Dans les tableaux de M. Fontan, les n.ᵒˢ 9 et 19 contiennent 0 gr. 0200. (Vid. *Recherches sur les eaux minérales, etc.*)

PROPRIÉTÉS MÉDICALES

DES SOURCES D'AX.

Dans le cours du dix-huitième siècle, vingt médecins du pays de Foix, et tant d'autres répandus dans le Rouergue et le Languedoc, avaient observé, attesté l'efficacité de ces eaux dans les affections rhumatismales, cutanées, scrofuleuses. Les ulcères, les fistules, les ankiloses, l'asthme, les anciens catarrhes de la gorge, du poumon, de la vessie, l'hémiplégie et les paralysies partielles, les reliquats goutteux et psoriques, cédaient plus ou moins souvent à la boisson, aux bains, à l'étuve ou aux douches d'Ax. On les employait pour fortifier et assouplir les membres affaiblis par les fractures, les luxations et les entorses. On les opposait aux épaississemens lymphatiques, aux engorgemens glandulaires, aux tubercules, aux embarras du poumon, du foie, des viscères et des muqueuses, que l'atonie et la lymphe entretiennent. Les sources d'Ax passaient pour excitantes, incisives, résolutives, expansives, c'est-à-dire propres à diriger l'action vitale du centre à la circonférence. S'agissait-il de maladies chroniques, de désempâter le tissu cellulaire, d'exciter la peau, de débarrasser les glandes miliaires, les orifices cutanés, de provoquer la transpiration, les malades allaient à Ax !

Le docteur Sicre, récemment venu de Paris, et le docteur Pilhes, chargés par les États de faire l'examen des propriétés physiques, chimiques et médicales des eaux minérales d'Ax, qui étaient depuis si long-temps empiriquement usitées, en rendirent un compte très-avantageux. L'autorité de Venel et de Chaptal fut également invoquée.

En conséquence, les Etats de Foix décidèrent que la grande route qui finissait de Tarascon aux Cabanes, serait continuée jusqu'à Ax, où les malades se rendaient à dos de mulet et par des sentiers difficiles. Il faut le dire, la voix de la médecine fut véritablement puissante, civilisatrice et secourable; elle inspira aux Etats cette grande entreprise si admirablement exécutée !

La nature a réuni dans le même lieu les sources de Barèges, de Luchon, de Saint-Sauveur. Que manquait-il à Ax ? La cour de Navarre, le parlement de Pau, les célèbres Bordeu, et, enfin, les regards de la capitale.

Dans le seizième siècle, la puissante maison d'Albret régnait en-deçà des Pyrénées : son

influence est connue; alors commenca la révolution de l'esprit humain, révolution continuée sous différentes formes jusqu'à ce jour,
et productrice d'événemens bien autrement
extraordinaires que ceux dont Pierre l'Hermite,
Godefroy, Saint-Louis et Monfort avaient été
les artisans. La fréquentation des thermes qui
entouraient le berceau d'Henri IV date de là.
La beauté du pays a fait le reste.

Cependant l'empirisme, qui avait conservé
ses écoles aux sources thermales, fonda la
réputation de celles d'Ax. Oui, aujourd'hui
comme au temps de Bordeu, l'empirisme raisonné est encore le meilleur guide, quoiqu'il
faille écouter le témoignage de la chimie à
titre de renseignement. Depuis Bayen et Vénel, qui ébauchèrent l'analyse des eaux minérales, tous les expérimentateurs ont obtenu des
résultats différens ou équivoques ; et d'ailleurs
la quantité des principes matériels dit-elle tout?

Placé au centre d'une contrée célèbre par
ses nombreuses sources minérales, je suis peut-
être à même de raconter utilement ce que j'ai
observé, pensé et vu faire. Je dirai ce que
j'ai appris auprès des médecins qui m'ont pré-
cédé, et de ceux qui m'entourent.

Les guerres civiles du dix-septième siècle

commencèrent la fortune des eaux thermales.
Pendant le règne de Louis XIV et de Louis XV,
leur réputation s'accrut parmi les grands de
Paris et des provinces; et néanmoins tous les
établissemens étaient grossiers, mesquins, in-
commodes. La Révolution française a fait tout
changer, perfectionner, embellir. Les tour-
mens et les périls si souvent reproduits depuis
cinquante ans, ont poussé un grand nombre de
personnes vers les sources thermales des Pyrénées. C'était un asile, un refuge, un moyen
de salut, un expédient pour sortir du sol in-
hospitalier de France !

La guerre et les bouleversemens politiques
ayant multiplié les maladies et les souffrances,
auparavant peu connues, il a fallu chercher
des remèdes nouveaux. L'exercice turbulent de
toutes les facultés de l'homme a fait également rechercher les solitudes thermales et les
pélerinages sanitaires.

Dans les classes supérieures la sensibilité est
sur un ton trop haut : tous les pores sont
ouverts à la souffrance. Il s'est opéré une révolution dans la nature et l'espèce des maladies communes : l'art a dû sortir de ses ha-
bitudes pharmaceutiques. Les bléssés, les es-
tropiés, les rhumatisans, les dartreux, les

scrofuleux, les rachitiques, ne s'acheminent
pas seuls vers les sources d'Ax ; les souffrances
catarrhales, rhumatismales, intestinales, utérines à l'état chronique, les embarras hépa-
tiques, les reliquats psoriques et vénériens ;
enfin, les altérations du sentiment, du mou-
vement et de la raison, sont confiées à la
puissance curative ou palliative des mêmes
eaux, quand ces états morbides sont suscités
par l'atonie, par la rétrocession d'humeurs et
d'exanthèmes cutanés par le principe rhuma-
tismal, etc.

J'ai dit que les sources d'Ax peuvent être
divisées en deux classes distinctes : la première se
compose des eaux très-chaudes et sulfureuses,
qui, mitigées, sont d'un usage ancien et général contre les dartres, les douleurs rhumatismales chroniques, les ulcérations, etc. ; la
seconde comprend les sources modérément
chaudes et peu ou point sulfureuses. Celles-ci
sont appropriées, soit en bain, soit en boisson,
à divers états morbides qualifiés de névroses,
de névralgies ; les souffrances variées de ce
genre sont guéries ou apaisées aux fontaines
consacrées par le comte de Foix. Les malades
que l'on envoie à Saint-Sauveur, à Bigorre,
à Rennes, en Suisse, trouvent donc ici des

équivalens qui peuvent, d'ailleurs, être mo-
difiés au gré de leur tempérament et des effets
obtenus.

Dans cette multitude de souffrances que la
société nouvelle traîne à sa suite, les sens,
les nerfs et l'imagination s'exercent au détri-
ment de la santé et du bonheur. L'imagination gracieuse, enchanteresse, moteur puissant
de nos facultés, est, à son tour, influencée par
les sens, par les sensations intérieures et ex-
térieures. Tyran ou esclave du corps, c'est un
ennemi redoutable : il faut la redresser, la
ramener au joug des règles salubres et socia-
les, par le régime et les exercices corporels,
par la vue des montagnes et des peuples la-
borieux qui les habitent. Les infirmités mo-
rales et nerveuses de la haute et riche société
cèdent moins à l'impression des palais et des
monumens artistiques, qu'au spectacle régulier,
innocent et varié que la nature étale.

Les Alpes n'offrent rien de plus médical
que nos Pyrénées; nous allons chercher dans
les pays étrangers ce qui se trouve chez nous !

Les spectacles, les émotions, les plaisirs et
les sensations qui ont amolli, troublé, per-
verti l'action nerveuse, sont peu propres à son
redressement. Enfin, la santé, la raison et

l'humanité se retrempent dans les régions inférieures, milieu préférable quand il faut changer les points de vue de l'esprit, remédier au désordre des sensations, des idées et du jugement. La réponse d'Abdolonime à Alexandre renferme un grand sens moral et médical : *Utinam, inquit, eodem animo regnum pati possim!*

J'ai vu les maux asténiques, digestifs et nerveux, guéris par les exercices et les travaux corporels, et par le régime dur de l'émigration. J'ai vu des démagogues fameux, irritables et furieux, au centre de leurs illusions; ils furent guéris et presque béatifiés par les prescriptions impériales ; tandis que d'anciens militaires étaient rendus impressionnables, nerveux, mélancoliques par les loisirs suborneurs d'une grasse retraite. Combien de gens égarés, de part et d'autre, ont été rendus sains et raisonnables par la vie champêtre, dont les événemens faisaient une nécessité !

L'antiquité envoyait les mélancoliques et les hypocondriaques à Anticyre : *naviget Anticyram*, dit Horace. La médecine de nos jours a mieux que l'ellébore : souvent elle peut enrayer, adoucir les dispositions qui désolent les familles, et aboutissent à Charenton, à la morgue ou aux assises !

Les villes renferment une multitude d'êtres souffrans qui ne sont ni malades ni en bonne santé. Celle-ci dépend des météores, des vents, des orages, des alimens, des émotions, etc.

Les uns ont le genre nerveux délicat, impressionnable; d'autres sont sujets à la migraine, aux spasmes, à la mélancolie. Il en est qui sont disposés à suer, à s'enrhumer.

La faiblesse musculaire, le défaut d'appétit, les digestions laborieuses, les dérangemens sexuels, les pertes blanches, sont autant d'incommodités dont l'origine est tantôt physique et tantôt morale : nos thermes conviennent aussi dans ces cas. Bien des malades y reprennent notablement leurs forces physiques, quoiqu'ils fussent venus pour autre chose. Les personnes sujettes au retour des fièvres d'accès et à d'autres maladies que l'été leur apporte, peuvent les éviter en passant à Ax l'époque critique. Enfin, j'ai vu le rétablissement des forces, l'embonpoint, la gaîté, reparaître sans le secours des spécifiques.

Toutes les dartres n'ont pas la même généalogie; leur cause, leur forme et leurs remèdes sont différens; aussi ne cèdent-elles pas à la même classe thermale. Les ophthalmies palpébrales, les aphtes des yeux, de la bouche, des parties

sexuelles ont familièrement une nature dar-
treuse dont les traits se modifient dès que la peau
se transforme en tissu muqueux.

Les dartres graves, si répandues sur les côtes
de l'Océan, depuis la Saintonge jusqu'à la Bal-
tique, et dans les départemens du nord et de
l'est, s'adoucissent ou cèdent communément
à nos thermes sulfureux ; tandis que les dartres, en apparence légères, des pays méridio-
naux, comme la Provence, réclament les bains
plus doux dont j'ai parlé. Les dartres du visage et du cuir chevelu sont plus obstinées
que celles du tronc.

La médecine si savante de nos jours a les
regards attachés sur l'influence des nerfs, du
cœur, de l'estomac, et surtout du cerveau.
C'est bien ; mais, n'en est-il pas du monarque
cérébral comme des rois desservis par leurs
ministres et leurs auxiliaires ? Un plaisant de
mandait à Philippe, roi d'Espagne : Que ferais-
tu si quand tu dis oui, tes sujets disaient non ?
Ne pourrais-je pas, à mon tour, demander
que fera le cerveau si tels tissus ne le secon-
dent pas ?

Il m'a paru que, dans plusieurs maladies,
l'organe coupable n'est pas celui qui souffre
évidemment. Connaissons-nous, par exemple,

le rôle morbide et médicateur du tissu cellulaire, dans les dartres, les furoncles, les tumeurs, les abcès, les ulcères, les obstructions,
les érysipèles ambulans qui semblent herpéti-
ques?

Quand je contemple l'immense tissu cellulaire au point de vue d'Hippocrate, des faits
de pratique et d'endosmose révélés par Dutro-
chet, je me sens porté à croire que beaucoup
de maladies et de guérisons découlent de son
influence cachée. Les muscles, les nerfs, les
vaisseaux, tous les organes vivent en lui, par
lui ou sous sa tutèle. Les bains d'Ax, tour
à tour excitateurs, expansifs, résolutifs, dé-
purateurs, cicatrisans, etc., deviendraient-ils
salutaires par l'intermédiaire celluleux autant
que par les sympathies nerveuses et cutanées?

Autrefois les eaux d'Ax étaient utilisées dans
quelques cas d'hémiplégie et de paralysie par-
tielle. D'autres systèmes ont fait suspecter ces
pratiques : *la résolution des nerfs*, comme on
parlait du temps de Galien et de Celse, n'est
plus expliquée que par l'hypothèse des congestions et des hémorrhagies cérébrales ou épinières, et les pratiques usitées du temps de
Baillou, de Sydenham, de Boerrhave, de Mor-
gagni, sont vouées au mépris. Qu'avons-nous

gagné? Est-ce que les maladies de ce genre
traitées à la moderne ne conduisent pas presque toujours à l'infirmité ou à la mort?

Il est bien autrement facile de prévenir,
d'éloigner les attaques d'apoplexie et de paralysie. La nature avertit presque toujours, et
souvent même long-temps d'avance. Les morts
inopinées, subites, sont très-rares.

Il n'est pas inutile d'observer que Balaruc,
célèbre rendez-vous des paralytiques, a réta-
bli l'usage des bains thermaux et sulfureux.

On sait que le temps, les saisons et les météores changent familièrement l'état des paralytiques. Cette vérité posée, il est naturel
de penser qu'indépendamment des bains thermaux, la pureté et la légèreté de l'air, au
milieu de ces montagnes granitiques, et à une
hauteur qui réduit beaucoup le poids de l'atmosphère, peuvent augmenter la vitalité en-
gourdie, défaillante, ainsi que le ressort du
cerveau, du cœur, du poumon. L'améliora-
tion opérée dans l'ensemble de l'organisation
tend, sans doute, à effacer, dissiper l'effet lo-
cal des congestions, des hémorrhagies, des
spasmes cérébraux ou rachidiens.

Un phénomène bien digne des méditations
médicales, c'est la fréquence des dégénérations

organiques de l'utérus et des ovaires, connus
sous le nom d'inflammation, de squirrhes, ulcères, cancers. Les ulcères de la matrice, aujour-
d'hui repandus dans les grandes villes, étaient
rares dans le seizième siècle, au point que,
dans l'espace de quarante ans, les praticiens
de Toulouse n'en avaient pas vu, tandis que les
cancers du sein et du visage étaient signalés.
*Rarus, tamen, est (cancrum) in his utero
affectus, nobis non licet hactenus videre,
in mammis contrà, et in facie multos.* (Sanchez, *Op. méd.*) A la même époque les pâles
couleurs étaient communes.

A cet égard comme à d'autres, il s'est donc
opéré une révolution dans la nature des maladies plus communes. Les affections utérines, la
phthisie pulmonaire, les maladies organiques,
les maux de nerfs, etc., ont gagné du terrain.

Les esprits superficiels ou irréfléchis nieront
cette rareté des dégénérations utérines; ils l'at-
tribueront à l'ignorance, au défaut d'observa-
tions et d'autopsies. Mais à qui persuadera-t-
on que des médecins très-instruits, des pro-
fesseurs employés dans nos grands hôpitaux,
aient pu ignorer des maladies si cruelles, si
périlleuses et si longues, dont le siége précis
est indiqué par d'horribles douleurs ?

Il est inutile d'insister davantage : je me
borne à rappeler l'incertitude des ressources
ordinaires de la chirurgie et de la pharma-
cie, et l'utilité des bains d'Ussat et de Saint-
Sauveur contre ces affections rebelles. Les bains
doux d'Ax peuvent y être utilisés, soit lorsque les souffrances de la matrice et des ovaires
sont compliquées d'atonie, d'épuisement ; soit
chez les femmes lymphatiques traitées par les
antiphlogistiques, et celles dont l'embonpoint
est mou, affaissé, déparé par une pâleur jau-
nâtre. Souvent les chagrins domestiques im-
priment un cachet particulier à ces maladies
comme à d'autres réputées organiques.

La bonne histoire médicale et pratique des
maladies locales de la matrice et de ses auxiliaires est à faire. Les mots congestion, irritation, inflammation, sont souvent captieux,
énigmatiques : ils cachent une inconnue et dé-
robent à l'esprit médical la vérité pratique. Si je
ne craignais d'être mal compris, je dirais que
plusieurs affections de la muqueuse sexuelle
sont comparables à quelques altérations chroniques de la gorge !

Je me sens également porté à rappeler que,
dans le seizième siècle, la médecine cherchait
à prévenir le développement de la phthisie,

à l'arrêter dans les commencemens, en plaçant les malades dans un lieu bien aéré. *Optimum autem est aerem mutare, præcipue à planis et depressis in montana transmigrare, peregreque proficisci.* (Sanchez.)

Cet usage, aujourd'hui négligé, était établi chez les Romains. Dans la cure des affections de poitrine, ils envoyaient les malades en Egypte, aux Alpes carniques (le Frioul), etc.

Sans doute, l'atmosphère de nos villes n'est pas crasse, humide, insalubre, comme elle était dans les seizième et dix-septième siècles. Je pense aussi que la disposition organique des hommes et l'espèce de phthisie dominante, ne sont pas moins différentes : chaque époque sociale a ses conditions, ses biens et ses maux. Au reste, la boisson des sources sulfureuses d'Ax est contre-indiquée par la fièvre, la toux sèche et les phlegmasies pulmonaires.

Les personnes sujettes à l'essoufflement, qui se disent asthmatiques, et qui ont, pour la plupart, une altération organique du cœur ou de l'aorte, doivent couper ces eaux avec du lait de vache ou d'ânesse, et même se défier des bains actifs. On ne peut leur permettre que les bains tempérés, et pris jusqu'à la hauteur de l'estomac.

Ces altérations sont très-connues depuis environ quarante ans, et la médecine a tort d'en révéler familièrement l'existence aux intéressés. Ici l'ignorance ou le vague de l'incertitude sont plus secourables que la réalité connue. Je me plais à affirmer que l'on peut facilement vivre en paix et long-temps avec de tels ennemis, que les travaux des modernes ont rendus si effroyables ; souvent leur origine remonte jusqu'à la jeunesse ou à la puberté, et leur développement est très-conditionnel : c'est au point que le plus grand nombre de ces personnes mal organisées sont susceptibles de vivre autant que les autres hommes, si elles sont dociles et bien conduites.

Les familles entachées de faiblesse corporelle, de lymphe, de scrofules, de rakities, de déviations épinières ; celles qui puisent dans les magasins, les salons et les mœurs, les germes des dégénérations transmises, feraient bien d'y envoyer leurs enfans pendant les mois de Juillet, d'Août et de Septembre. En général, Octobre est encore beau. Ils respireraient l'air pur et sulfuré, excitateur du poumon ; la boisson, les bains, le régime et les autres remèdes appropriés, tout conduirait au but.

Le sujet me conduit à rappeler que dans

les classes riches, le mariage, le régime et
l'éducation des enfans sont étrangement en-
tendus. De là, tant d'infirmités héréditaires.
Combien d'enfans frêles, malingres, humoraux,
peu viables ! On ne sait pas que le corps humain a besoin de matériaux salubres et de
symétrie ! On ne veut pas voir que l'esprit
et le corps de l'homme exigent l'observation de
certaines règles et de moyens appropriés au but!

———

On n'apprendra pas sans intérêt que les
bains précieux d'Ussat sont sur la même route,
à trois lieues en-deçà d'Ax. Les malades, pour
se distraire ou pour utiliser les ressources de
ces deux établissemens thermaux, peuvent aller
tous les jours de l'un à l'autre, où une voi-
ture bien servie les transporte.

Souvent les eaux d'Ax deviennent nécessaires
pour compléter les cures commencées à Ussat,
où, d'ailleurs, bien des malades trouvent dif-
ficilement une place. Telle est l'affluence des
étrangers, qu'un certain nombre trouve avec
peine un logement et des baignoires disponibles.

On connaît l'analyse soignée de M. Figuier,
chimiste de Montpellier, et la lettre de M.
Chrétien, sur les propriétés chimiques et médicales des eaux d'Ussat, qui sont douces et

onctueuses. L'un et l'autre en avaient fait
usage avantageusement, et toutefois après avoir
indiqué les principes minéralisateurs des eaux
d'Ussat, M. Figuier reconnaît que leurs propriétés médicales sont supérieures aux lumières de la chimie.

M. Chrétien, confirmant la tradition et l'expérience du pays, trouve les bains d'Ussat ef-
ficaces pour assouplir et ramollir les fibres
dans les cas d'érétisme, de tension et de con-
traction musculaire. La rétraction et le dessé-
chement des membres, l'ankilose et la roideur
des articulations, les douleurs rhumatismales
et nerveuses compliquées d'érétisme, les co-
liques néphrétiques, bilieuses et spasmodiques,
les graviers urinaires, les fleurs blanches causées par l'irritation de l'utérus, les empâte-
mens et les légères altérations viscérales de
l'abdomen causées par l'irritation, l'échauffe-
ment; enfin, la névropathie, l'hypocondrie,
les vapeurs histériques des sujets forts, plé-
thoriques, irritables, cèdent ou sont adoucis,
dit M. Chrétien, par les bains d'Ussat.

J'en ai assez dit pour faire sentir le prix
du voisinage de ces deux établissemens.

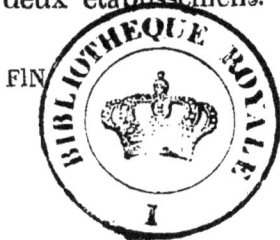

FIN

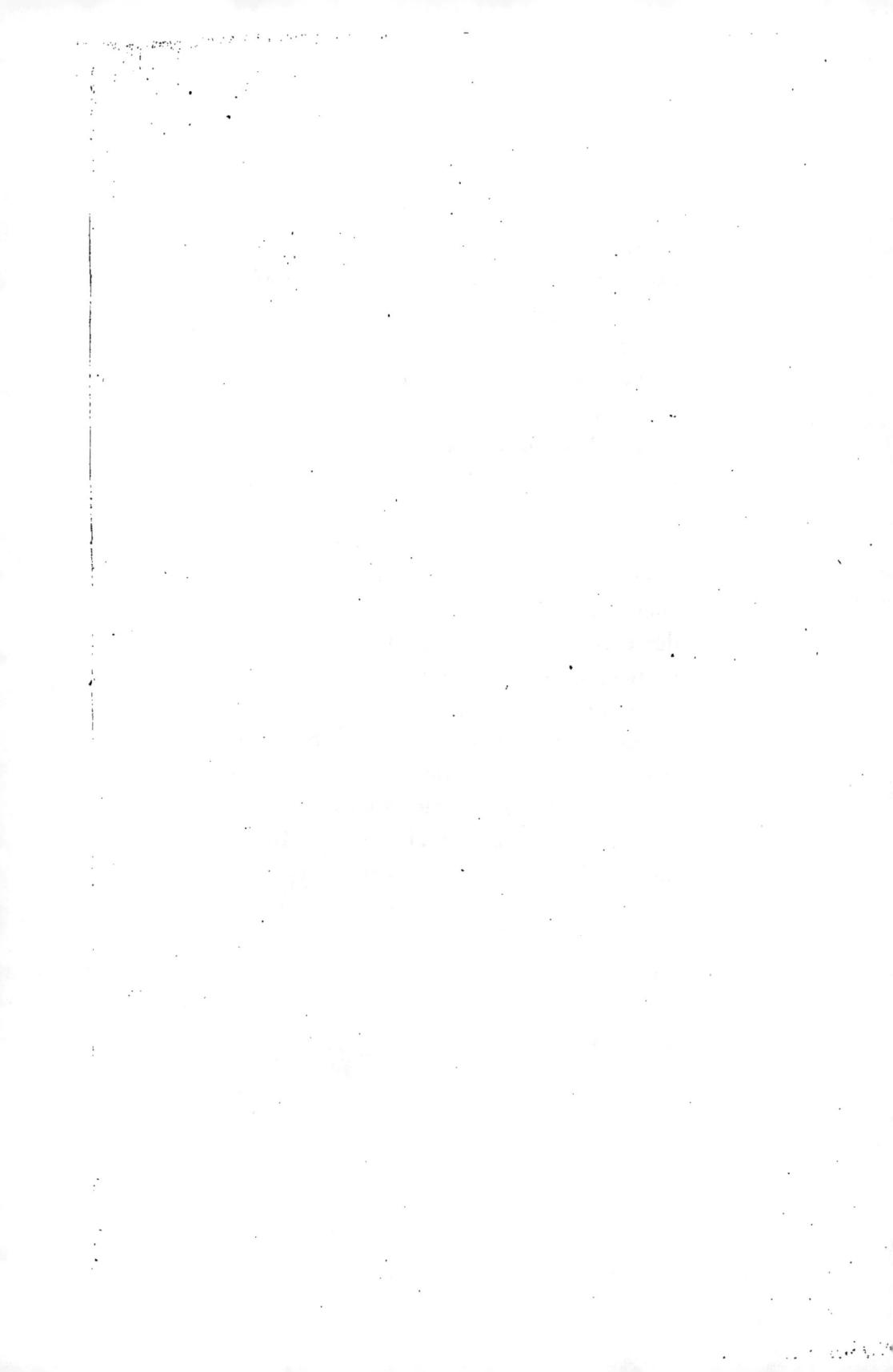